La Dieta Antiinflamatoria

¡Haz estos cambios simples y económicos en tu dieta y comienza a sentirte mejor dentro de 24 horas!

I0135193

Escrito por Jason Michaels

Tabla de Contenido

Introducción

Felicitaciones por haber descargado *La Dieta Antiinflamatoria: ¡Haz estos cambios simples y económicos en tu dieta y comienza a sentirte mejor dentro de 24 horas!* y gracias por hacerlo.

Los siguientes capítulos analizaran como la dieta antiinflamatoria no es una dieta en el sentido tradicional del término, porque su propósito no es la pérdida de peso, aunque la gente a menudo pierde peso al seguirla. Tampoco es una dieta que sigues por un tiempo limitado hasta que alcances tu meta y luego la dejas. En cambio, es un auténtico cambio de estilo de vida centrado en principios antiinflamatorios con el propósito de proveer energía estable y vitaminas, ácidos grasos esenciales, minerales, fibra y fito-nutrientes antiinflamatorios defensivos adecuados para alcanzar y mantener una mejor salud.

Este libro fue escrito para ayudar a las personas entender ciertos aspectos de la inflamación y cómo la dieta típica estadounidense contribuye a ello. En él se analizan los efectos de la inflamación crónica resultante en la salud y cómo la inflamación crónica de bajo grado puede incluso contribuir al aumento de peso y otros problemas de salud. Una vez que estés equipado con este conocimiento, aprenderás lo que puedes hacer al respecto con el objetivo de consumir menos alimentos procesados y comida rápida y más alimentos integrales frescos, incluidas muchas frutas y verduras. Todo el enfoque de la dieta antiinflamatoria es la salud y la curación de las dolencias de tu cuerpo.

Este libro también navega a través de y más allá de la información errónea y los mitos que rodean la dieta y sienta las bases para tu nuevo estilo de vida. Explica la variedad de alimentos curativos que existen, cuales alimentos evitar y las mejores maneras de cocinar para obtener el mayor beneficio. Al culminar, estarás equipado con la información necesaria para comenzar y para sentirte notablemente mejor, incluido un plan de comidas de una semana para encaminarte.

Hay muchos libros sobre este tema en el mercado, ¡gracias nuevamente por elegir este! Se hizo todo lo posible para garantizar que esté lleno de tanta información útil como sea posible, ¡por favor disfrútalo!

Gracias,

Jason

Capítulo 1: Por qué la Dieta Típica Estadounidense es tan Mala

Las estadísticas disponibles a través del Departamento de Salud y Servicios Humanos de los EE. UU. (HSS) sacan a luz cuán mala es la dieta típica estadounidense para nosotros. Para empezar, "excede los niveles o límites de ingesta recomendados en cuatro categorías: calorías de grasas sólidas y azúcares agregados; cereales refinados; sodio; y grasa saturada." Todo esto afecta directamente tu salud. De hecho, el HSS afirma que "si los estadounidenses redujeran el sodio que comen en 1.200 mg por día" en el futuro "ahorrarían hasta $20 mil millones al año en costos médicos." Actualmente, obtenemos un asombroso 63% de nuestras calorías de alimentos refinados o procesados. Y aunque comemos demasiado de esos alimentos, en el otro extremo del espectro, los estadounidenses no consumen las cantidades recomendadas de frutas, vegetales, cereales integrales y aceites saludables. De hecho, solo el 12% de nuestras calorías provienen de alimentos a base de plantas. Cuando miras a esta estadística aún más de cerca, es aún peor porque a pesar de que ese porcentaje ya es bajo, la mitad proviene de las papas fritas. Eso significa que la cantidad real de alimentos *saludables* a base de plantas se reduce al 6%, una cifra que solo puede describirse como terriblemente baja.

Según el HSS, las calorías que no contienen nutrientes provenientes de grasas sólidas y azúcares agregados en la dieta típica estadounidense "contribuyen al 40% de las calorías diarias totales para personas entre los 2 y 18 años, y la mitad de estas calorías vacías provienen de seis fuentes: refrescos, bebidas de frutas, postres lácteos, postres de harina, pizza y leche entera." ¡Cuarenta por ciento de las calorías diarias! Esto significa que casi la mitad de las calorías diarias contienen poco o nada de nutrientes reales porque se derivan de estas grasas sólidas y azúcares agregados. ¿Y el resto de nosotros? De una dieta de 2775 calorías diarias, el USDA estimó que por el año 2010 casi 1.000 calorías al día procedían de grasas y edulcorantes agregados, mientras que solo 424 calorías procedían de productos lácteos, frutas y verduras.

Para mejor comprender de lo que estamos hablando, ayuda el entender que las grasas sólidas son grasas que se solidifican a temperatura ambiente. Esto incluye grasas como la mantequilla, la manteca y las grasas que provienen de la cocción de la carne de res, cerdo y otras carnes. Las grasas sólidas se pueden agregar cuando los alimentos son procesados por los fabricantes o cuando se preparan para el consumo en restaurantes o en el hogar. De la misma manera, los azúcares agregados incluyen varios tipos de azúcares y jarabes que se agregan cuando los alimentos o bebidas se procesan o preparan.

En los últimos 65 años, la cantidad de azúcar que consumimos ha aumentado radicalmente, y junto con eso, el origen de donde obtenemos el azúcar también ha cambiado drásticamente. En la década de 1950, los estadounidenses en su mayoría comían azúcar derivado de la caña de azúcar y la remolacha azucarera. Pero en el año 2000, el USDA informa que cada individuo en los Estados Unidos consumió 150 libras de azúcar al año, y más de la mitad provino del maíz en forma de jarabe de maíz con alto contenido de fructosa. Y no, solo porque proviene de la planta de maíz no lo convierte en un edulcorante que es bueno para tu salud.

Durante el último siglo, nuestros paladares se han transformado junto con los ingredientes en nuestra comida. Solo revisa la lista de ingredientes en los alimentos que compras. Los ingredientes se enumeran en el orden de prevalencia, con los ingredientes agregados en mayor cantidad enumerados primero, seguidos en orden descendente por aquellos agregados en cantidades más pequeñas. El azúcar en alguna de sus formas a menudo se incluye en los primeros tres ingredientes, porque hoy en día en la dieta típica estadounidense, todo lo que comemos debe ser realmente dulce, incluidos los alimentos que normalmente no consideramos dulces, como el pan. Si bien se necesita azúcar para que la levadura se active y fermente, si revisas la etiqueta de ese pan multigrano en tu cocina, cada rebanada proporciona 2,6 gramos de azúcar provenientes de miel y azúcar refinada.

Es más, al leer la etiqueta del producto, el azúcar puede estar enumerada por varios nombres. Estos nombres incluyen dextrosa anhidra, jugo de caña, edulcorante de maíz, jarabe de maíz, dextrosa, fructosa, jarabe de maíz con alto contenido de fructosa, sólidos de jarabe de maíz, azúcar invertido, jarabe de malta, maltosa, lactosa, sacarosa y azúcar blanco. Desafortunadamente, los fabricantes de alimentos no están obligados a separar el azúcar agregado del azúcar natural, sino que solo se les exige divulgar el total de azúcares en general por porción.

Con el consumo de todas estas calorías vacías, hoy en día más de 1 de cada 3 adultos padecen prediabetes. Esta condición ocurre como resultado de niveles de azúcar en la sangre más altos que los niveles "normales", que no se encuentran lo suficientemente graves como para ser identificados como diabetes tipo 2. Además, 30 millones de estadounidenses sufren de diabetes, pero 1 de cada 4 ni siquiera es consciente de ello.

La conclusión es que los estadounidenses no consumen suficientes nutrientes vitales, fibra y grasas naturales necesarios para alcanzar su mejor nivel de salud. Esto es realmente triste cuando piensas en cuán próspero es este gran país y, sin embargo, experimentamos tasas de enfermedades mayores que otras naciones desarrolladas.

¿Cuál es el efecto acumulativo de la dieta típica estadounidense con el tiempo? En pocas palabras, la dieta estadounidense estándar puede conducir a la inflamación crónica, lo que a su vez conduce a un daño tisular progresivo y a enfermedades inflamatorias como la artritis reumatoide y el síndrome del intestino permeable. Otras dolencias incluyen lo que se conoce como "síntomas inexplicables".

Estos incluyen dolores de cabeza, niebla cerebral, encías sangrantes, alergias, fatiga, cambios de humor y erupciones en la piel. En otras palabras, achaques y dolores aleatorios de los cuales uno no logra identificar una causa. En los siguientes capítulos, analizaremos de cerca la inflamación crónica de bajo grado y lo que le hace al cuerpo. ¿Qué significa todo esto para ti? En pocas palabras, muchos de tus problemas de salud podrían ser causados por nada más que la comida que le metes a tu cuerpo a diario. ¡Además de hacer cosas como causarte dolor en las articulaciones, podría ser la razón por la cual has estado luchando con tu peso!

Capítulo 2: ¿Qué es la inflamación crónica de bajo grado y por qué te hace engordar?

El dolor crónico es un problema creciente en los Estados Unidos. La gente lucha por superar el día mientras luchan contra condiciones como la artritis, fibromialgia, los dolores de espalda y más. Muchos buscan alivio mediante fuertes medicamentos recetados y, aunque esto puede ofrecer alivio, también puede provocar efectos secundarios no deseados. Para aquellos que prefieren encontrar otra solución, una solución más natural, es esencial comprender la conexión que existe entre la inflamación y el dolor y la comida que nos llevamos a la boca. Las dietas llenas de cosas como gluten, grasas trans, lácteos pasteurizados, maíz (incluidos los edulcorantes de maíz) y la soya son la fuente del dolor y la inflamación - la misma inflamación que ocasiona otras afecciones médicas, como el sobrepeso y la obesidad.

Si estás luchando con tu peso, aunque hayas reducido las calorías que consumes, estés haciendo ejercicio regularmente y hayas dejado de comer después de las 8 p.m., ¿te has preguntado por qué todavía cargas con todo ese peso extra alrededor de tu cintura? Simplemente podría ser que independientemente de lo arduamente que estés luchando para perder ese exceso de peso, tu cuerpo está luchando para mantenerlo. ¿Por qué? Una inflamación crónica de bajo grado causada por los alimentos que estas consumiendo.

Para entender lo que una cosa tiene que ver con la otra, primero debemos comprender qué es la inflamación crónica. Es la respuesta inmune desconcertada y perpleja que produce tu cuerpo a tu entorno. Este entorno incluye una mala alimentación, estrés, alérgenos y sustancias tóxicas. La investigación muestra que lo que comemos es un contribuyente significativo a la inflamación crónica y nuestra salud intestinal. Otros factores que contribuyen a la inflamación crónica incluyen un estilo de vida sedentario y el estrés crónico, y vivir con infecciones ocultas (incluyendo cosas como enfermedades de las encías).

Todos estos factores desencadenan esta inflamación invisible que se extiende profundamente dentro de nuestras células y tejidos. Piensa en ello como un fuego ardiente que alimentamos cada vez que comemos los alimentos equivocados. Y cuando las citoquinas que responden a esta inflamación invisible inundan el torrente sanguíneo, pueden provocar una inflamación sistémica que a su vez puede provocar enfermedades cardiovasculares. Los depósitos de colesterol se adhieren al revestimiento de los vasos sanguíneos inflamados y crecen como una placa de grasa que puede llevar a bloqueos y coágulos de sangre que a su vez pueden provocar un ataque cardíaco.

En este libro, nos centraremos en el enlace que existe entre la dieta y la inflamación, porque con el tiempo, la respuesta inflamatoria continua a nuestra dieta es lo que puede ocasionar un aumento de peso y problemas digestivos. El HHS informa que se proyecta que "para el año 2030, la mitad de todos los adultos (115 millones de adultos) en los Estados Unidos serán obesos." Si bien la inflamación normal es beneficiosa porque ayuda a proteger y sanar el cuerpo, la inflamación crónica o sistémica ocurre cuando tu sistema inmune pierde el equilibrio y en lugar de sanar, contribuye a la enfermedad y al aumento de peso. El azúcar que comemos contribuye a este cambio en el equilibrio, pero no es el único culpable. Comer los aceites y las grasas equivocadas, incluidos los aceites vegetales y de semilla procesados como los de soja y de maíz, y alérgenos alimentarios ocultos también contribuye al problema.

La influencia de los alérgenos alimentarios es el culpable directamente relacionado con el aumento de peso. No estamos hablando de alergias alimentarias potencialmente mortales que algunas personas le tienen a alimentos específicos como los cacahuates o los mariscos, sino que es un tipo de reacción diferente llamada *alergia retardada* (reacción de hipersensibilidad retardada de tipo IgG). Este tipo de respuesta diferida puede provocar síntomas en unas pocas horas o puede retrasarse unos días después de haber comido. Es una alergia mucho más común y hace sufrir a millones de personas, ya que juega un papel importante en numerosas dolencias crónicas, así como en los problemas de peso. De hecho, es un importante contribuyente a la obesidad.

Por lo tanto, si eres cuarentón o más joven y luchas con tu peso aunque piensas estar haciendo todo lo correcto, la inflamación crónica podría ser la causa y una dieta antiinflamatoria podría ser la solución. El comer alimentos antiinflamatorios elimina las comidas que contienen alérgenos y sensibilidades ocultos, y puede ayudarte a perder ese peso obstinado de manera efectiva y permanente, siempre y cuando continúes comiendo los alimentos correctos.

La inflamación crónica desgasta tu sistema inmune con el tiempo, ya que es un proceso continuo. A medida que tu cuerpo responde continuamente a esta inflamación, eventualmente conduce a enfermedades crónicas y otros problemas de salud, que incluyen:

- Alergias que contribuyen a la congestión nasal y sinusal, aumento de peso, retención de líquidos, fatiga, dolores en las articulaciones, acné, eccema, niebla cerebral, síndrome del intestino irritable (SII), problemas del estado de ánimo, dolores de cabeza
- Artritis
- Asma
- Enfermedades autoinmunes
- Cáncer
- Osteoporosis
- Envejecimiento prematuro

Lamentablemente, la mayoría de las veces, estos problemas de salud crónicos se tratan con medicamentos y/o cirugía, que pueden o no ofrecer un alivio temporal de los síntomas, pero estas soluciones en realidad no abordan la raíz del problema. Pero si buscas el médico adecuado, hoy en día puedes encontrar un médico integrador que esté dispuesto no solo a identificar tus problemas de salud sino a abordarlos teniendo en cuenta tu estilo de vida para encontrar formas de eliminar las conductas que conducen a la inflamación crónica. Incluso puedes pedirle que realice un PCR (prueba de proteína C-reactiva) para analizar tu sangre en busca de proteína C-reactiva - un marcador de prueba de sangre para la inflamación. Se forma en el hígado y se clasifica como un "reactante de fase aguda", lo que significa que los niveles de la misma aumentan como resultado de la inflamación.

Capítulo 3: Mitos Antiinflamatorios

Si bien puedes encontrar mucha información sobre la reducción de la inflamación a través de los alimentos, también encontrarás muchos mitos e información errónea sobre la dieta antiinflamatoria. Estos mitos incluyen advertencias sobre cuales alimentos deben evitarse y cuales debes consumir, junto con declaraciones generales e inespecíficas, como que todos los alimentos de la dieta tienen un sabor terrible o que es demasiado cara seguirla, por lo que es importante estar informado para no sabotear tus esfuerzos hacia una mejor salud antes de realmente comenzar.

Los mitos enumerados en este capítulo se consideran mitos porque no hay evidencia científica que los respalde.

Mito #1: Las Frutas Cítricas Provocan Inflamación

La necesidad de prohibir las frutas cítricas porque causan inflamación es uno de tantos mitos sin fundamento que circulan en varios foros en línea. Se han condenado estas frutas con poca o ninguna evidencia científica para respaldar dichos reclamos. En realidad, los cítricos están cargados de vitamina C y se ha comprobado que reducen la progresión de la osteoartritis. La vitamina C es un antioxidante beneficioso y también se sabe que los cítricos desempeñan un papel importante en la formación del cartílago.

Mito #2: Una Dieta de Alimentos Crudos Alivia la Inflamación

Si bien comer más frutas y verduras es una buena elección, consumir una dieta completamente cruda no es necesariamente la mejor solución para combatir la inflamación. Un cambio repentino en la dieta, como empezar a comer solo alimentos crudos, de hecho puede ayudar a promover la inflamación en lugar de aliviarla, y las bacterias en tu intestino pueden tener problemas para procesar los alimentos que están tan lejos de tu rango normal de selecciones.

Mito #3: Las Pasas Remojadas en Ginebra Alivian los Síntomas

Este mito es un cuento de viejas que tiene su origen en la exageración de las propiedades curativas de las bayas de enebro que se utilizan para hacer ginebra combinado con la creencia de que el contenido de azufre en las pasas alivia el dolor en las articulaciones. Y aunque puede haber un indicio de verdad en esto, es un reclamo irreal porque las cantidades que se consumen típicamente son tan pequeñas que no tienen un impacto real en la inflamación que afecta las articulaciones.

Mito #4: Consumir una Dieta Rica en Pescado es lo Mismo que Tomar AlphaFlex o Suplementos de Aceite de Pescado

Lamento decirte que una dieta por sí sola no puede tomar el lugar de AlphaFlex® u otros suplementos antiinflamatorios. Aunque el contenido de Omega-3 en el pescado tiene propiedades antiinflamatorias, tendrías que comer una gran cantidad de pescado para tratar de igualar el poder antiinflamatorio de un suplemento, pero aun así no lo lograrías. Además, el pescado también puede tener un alto contenido de mercurio, y un consumo excesivo podría conducir a un posible envenenamiento por mercurio.

Mito #5: Una Dieta Baja en Ácido Ayuda a Prevenir los Brotes de Artritis

El pensamiento detrás de este mito dice que se deben evitar los alimentos con un alto contenido de ácido, como los cítricos y los tomates, para minimizar el dolor y los brotes. El problema con este pensamiento es que todo lo que comes y bebes se neutraliza una vez que ingresa en tu estómago. El sistema digestivo ajusta los alimentos, ya sean ácidos o alcalinos, y neutraliza cualquier supuesto beneficio o detrimento que posean basado en esos calificadores. Además, los cítricos tienen un alto contenido de vitamina C que funciona como un antiinflamatorio.

Mito #6: Hacer Elecciones más Saludables es Demasiado Costoso

Y otro mito relacionado con la dieta antiinflamatoria es que las opciones más saludables son demasiado costosas. Es cierto que los alimentos procesados llenos de azúcares agregados y un mayor contenido de grasa cuestan menos en términos monetarios que las frutas enteras, verduras y carnes magras, ricas en nutrientes. De hecho, los precios de las frutas y hortalizas frescas subieron casi un 120% entre 1985 y el año 2000. Con ese tipo de estadísticas, parece que tomar decisiones más saludables es demasiado costoso para algunos de nosotros. Pero ese no es realmente el caso.

Los hallazgos de un metaanálisis recientemente realizado por investigadores de la Universidad Brown y la Escuela de Salud Pública de Harvard arrojan luz sobre cuán más costoso realmente es comprar opciones alimenticias más saludables. Realizaron cálculos con información proveniente de 27 estudios previos, y ¿qué encontraron? El costo para que un adulto coma de manera saludable es de $1.48 más por día que una dieta de mala calidad. Eso suma a $550 más por persona al año. ¿Esta cantidad no vale la pena para una mejor salud?

Hay algunas maneras en las que puedes ahorrar más al consumir una dieta antiinflamatoria saludable. Una de las más importantes es comer en la calle menos y cocinar más en tu hogar. Por ejemplo, las personas gastan un promedio de $11 por comida al almorzar en la calle, pero solo gastan $6.30 en promedio cuando preparan su propio almuerzo. Adicionalmente, cuando preparas tu propia comida, tienes el beneficio adicional de saber exactamente qué contiene. Además, a medida que aumentes la cantidad de frutas y vegetales en tu dieta, encontrarás que si los compras en temporada obtendrás un mejor valor.

Un último mito que vale la pena mencionar, a pesar de que no tiene nada que ver con los alimentos y la nutrición, es que *todos los medicamentos antiinflamatorios tienen efectos secundarios mínimos.* Tristemente, lo opuesto es cierto. Incluso los medicamentos antiinflamatorios sin receta como el ibuprofeno, naproxeno, Celebrex y otros medicamentos no esteroideos pueden provocar una serie de efectos secundarios, además de que estos medicamentos realmente deben tomarse en dosis recetadas para frenar la inflamación.

Estos posibles efectos secundarios incluyen úlceras que pueden poner en riesgo la vida, dolor abdominal, diarrea, sequedad de boca, insuficiencia renal, hinchazón y mareos. Por otro lado, el aceite de pescado es un suplemento natural que combate la inflamación sin efectos adversos conocidos.

Cuando busques un aceite de pescado, debes elegir uno que tenga la relación EPA/DHA óptima. Lo ideal es que busques un suplemento con 180mg de EPA y 120mg de DHA por porción.

Capítulo 4: Los Top 7 Alimentos a Evitar

Con el fin de reducir la inflamación, es mejor evitar la mayoría de los alimentos envasados, ya que contienen conservantes, colorantes y saborizantes artificiales desencadenantes de la inflamación, todos destinados a aumentar su vida útil. Si está empaquetado en una caja o bolsa, es probable que no sea bueno para tu salud. Comer demasiados alimentos inflamatorios puede provocar una inflamación crónica de bajo grado que, a su vez, puede causar problemas de salud graves, como cáncer, enfermedades cardíacas, diabetes y alergias. Dicho esto, este capítulo analiza siete alimentos inflamatorios específicos a evitar.

1. **Gluten y Trigo**

Como ya hemos discutido, la inflamación es una respuesta natural de tu sistema inmune. Cuando obtienes una astilla, la inflamación hace que el área circundante se vuelva roja y sensible. Con esta imagen en mente, veamos por qué debes evitar el gluten.

Las proteínas que se encuentran en el trigo son irritantes intestinales, y el término "gluten" es un nombre general usado para estas proteínas. Ahora, imagina diminutas astillas enterrándose en el revestimiento de tu intestino, ocasionando inflamación. Cuando se trata de gluten, la inflamación más ampliamente conocida relacionada con estas proteínas es la enfermedad celíaca o la sensibilidad al gluten no celíaca, pero el trigo también puede ser un problema para las personas que no son específicamente sensibles al gluten debido a los inhibidores de la amilasa tripsina (ATI) que se encuentran en el trigo. Estos ATI pueden provocar una respuesta inmune de tipo inflamatoria en el tracto gastrointestinal que contribuye a otro problema llamado permeabilidad intestinal o síndrome del intestino permeable, que cubriremos más a profundidad en el capítulo 8. Esta condición permite que las partículas de alimentos no digeridos, las bacterias y los productos de desecho tóxicos se "fuguen" a través del intestino y entren al torrente sanguíneo.

2. Carbohidratos Refinados

Los carbohidratos se conocen comúnmente como "buenos" y "malos". Los carbohidratos complejos son *buenos* porque están llenos de fibra beneficiosa. Cuando se trata de inflamación, los carbohidratos refinados caen en la categoría *mala* porque en el proceso de refinación se elimina la mayor parte de su fibra. Al eliminar la fibra, los carbohidratos refinados aumentan los niveles de azúcar en la sangre y aumentan la aparición de cambios inflamatorios. Estos efectos pueden conducir a la enfermedad. Por ejemplo, al analizar nuestra dieta moderna, la investigación ha demostrado que los carbohidratos refinados pueden fomentar el desarrollo de bacterias inflamatorias en el intestino, lo que puede aumentar la probabilidad de obesidad y síndrome del intestino irritable.

3. Lactosa de Leche

La lactosa de leche es un azúcar que se encuentra en la leche y que causa problemas digestivos para muchas personas porque sus cuerpos no producen la enzima lactasa necesaria para digerirla. Las personas que si producen esta enzima aún pueden tener una mala reacción al consumo de leche debido a la proteína caseína y el suero de leche. La caseína en realidad tiene una estructura molecular muy similar al gluten, y la mitad de las personas que no toleran el gluten tampoco toleran bien la caseína. Como resultado, los lácteos son uno de los alimentos más inflamatorios en nuestra dieta moderna, superados solo por el gluten. Los síntomas digestivos adversos que resultan de esta inflamación pueden manifestarse como hinchazón, estreñimiento, diarrea y gases.

Otros síntomas no digestivos incluyen el acné y una demostración convincente de conductas autistas. Entonces, la lactosa es solo la mitad del problema cuando se trata de leche y productos lácteos, la otra mitad es representada por la proteína caseína y el suero de leche.

Un estudio también mostró que las mujeres en China tienen una tasa mucho más baja de cáncer de mama que las mujeres en Occidente. La única diferencia notable entre las dos dietas es una menor ingesta de leche. Un profesor de Harvard también descubrió vínculos entre el cáncer de ovario y el consumo de productos lácteos.

4. Azúcar

No es ningún secreto que comer demasiados azúcares agregados y carbohidratos refinados puede conducir al sobrepeso y la obesidad, pero las consecuencias del exceso de estos en la comida también están relacionados con una mayor permeabilidad intestinal, marcadores inflamatorios elevados y un alto nivel de colesterol LDL. Lo que todos estos factores tienen en común es que pueden desencadenar una inflamación crónica de bajo grado. El exceso de grasa corporal, especialmente la grasa abdominal, produce niveles crónicos y continuos de inflamación que pueden modificar el funcionamiento de la insulina. La insulina, como hormona reguladora, desempeña un papel importante al llevar la glucosa en el torrente sanguíneo hacia las células para obtener energía, pero cuando los niveles de glucosa en sangre se encuentran crónicamente altos, la producción y regulación de la insulina cambian y se produce una resistencia a la insulina. El exceso resultante de glucosa en sangre puede conducir a una acumulación de productos finales de glicación avanzada (AGEs). Cuando demasiados AGEs se unen con nuestras células y proteínas integrales, puede resultar en estrés oxidativo e inflamación. Puede cambiar su estructura, inhibir su función regular y eventualmente producir una acumulación de placa arterial y una disminución de la función renal, entre otras cosas.

5. Carne

La carne de res alimentada a base de cereales ha sido promocionada como de mejor sabor, pero las vacas naturalmente comen pasto. Cuando se alimentan con cereales, engordan rápidamente antes de ser vendidas por la libra con fines lucrativos. El ganado, los cerdos y los pollos no comen cereales naturalmente. Pero en los corrales de engorde, no solo se les alimenta con cosas como maíz y soya, sino que también reciben antibióticos para asegurarse de que no se enfermen.

Esto se traduce a que la carne que llega a nuestra platos no solo tiene un contenido más alto de grasas saturadas inflamatorias sino que también contienen niveles más altos de omega-6 inflamatorios provenientes de esta dieta poco natural. Para agravar el problema, cuando asamos la carne a altas temperaturas, ¡produce carcinógenos inflamatorios! Entonces, si planeas comer carne, elije las variedades alimentadas con pasto.

6. Grasas saturadas

Cuando piensas en grasas saturadas, muchas personas piensan en carne roja, pero aparte de los cortes grasos de la carne de res, la grasa saturada también se encuentra en el cerdo y el cordero, la piel del pollo, así como en las carnes procesadas. También se encuentra en productos lácteos como la mantequilla, la crema (incluida la crema batida), el queso y la leche con grasa regular. Ciertos estudios han relacionado el consumo de grasas saturadas con el tipo de grasa corporal que almacena la energía en lugar de quemarla. A medida que crecen las células grasas, estas liberan estimuladores pro-inflamatorios que promueven la inflamación sistémica.

7. Alcohol

El consumo de alcohol supone una carga para el hígado, y cuando se consume en exceso, debilita la función hepática. Esto interrumpe otras interacciones multiorgánicas, llevando a la inflamación. Si eliges beber alcohol, hazlo con moderación, pero es mejor eliminarlo por completo de tu dieta si luchas contra la inflamación.

Capítulo 5: Los Alimentos más Beneficiosos y los Mejores Suplementos Antiinflamatorios

Muchas condiciones se pueden remontar a la inflamación. El dolor en las articulaciones, los trastornos autoinmunes, el síndrome del intestino irritable (SII), los desequilibrios del estado de ánimo, el acné y el eccema son solo algunas de las afecciones que pueden relacionarse con la inflamación. Una vez que se identifica el origen de la inflamación, una dieta antiinflamatoria puede ayudar a aliviar los síntomas y ciertos alimentos y suplementos pueden ayudar a disminuir la inflamación en tu cuerpo. En este capítulo, enumeraremos algunos de los mejores minerales y antioxidantes beneficiosos que se encuentran en los alimentos y suplementos para que los agregues a tu arsenal para combatir la inflamación. Esta lista está organizada en orden alfabético para facilitar su uso como herramienta de referencia.

Arándanos

Los arándanos se incluyen en esta lista como un superalimento antioxidante. Esta fruta oscura y deliciosa puede que sea pequeña, pero está repleta de antioxidantes y fitoflavinoides. Estas pequeñas bayas son ricas en potasio y vitamina C y funcionan como un antiinflamatorio para ayudar a reducir el riesgo de enfermedades cardíacas y cáncer. También ayudan a prevenir el deterioro mental. Las fresas, las frambuesas y las moras también contienen antocianinas que proporcionan efectos antiinflamatorios.

Aguacate

Los aguacates están repletos de potasio, magnesio y fibra. Esta sabrosa fruta es otro superalimento rico en antioxidantes y propiedades antiinflamatorias. Proporcionan una gran fuente de grasas insaturadas saludables y están repletas de potasio, magnesio y fibra.

Coenzima Q10

La coenzima Q10, también conocida como CoQ10, es otro antioxidante que se ha demostrado que ofrece propiedades antiinflamatorias. Se encuentra naturalmente en aguacates, aceite de oliva, perejil, maní, hígado de res, salmón, sardinas, caballa, espinacas y nueces.

Glutatión

El glutatión es otro antioxidante que combate los radicales libres con sus propiedades antiinflamatorias. Está disponible como un suplemento y también de forma natural en alimentos vegetales como manzanas, espárragos, aguacates, ajo, pomelo, espinacas, tomates y cardo mariano.

Jengibre

El jengibre se puede comparar con los otros alimentos antioxidantes por el hecho de que contiene poderosos compuestos antiinflamatorios conocidos como gingeroles. La raíz de jengibre se puede conseguir en la sección de productos agrícolas del supermercado y también como un potente suplemento antioxidante que ayuda a prevenir la oxidación de un radical libre dañino llamado peroxinitrito. El jengibre le agrega sabor a tu salteado favorito, puede ser preparado como té de jengibre o puede tomarse como un suplemento.

Magnesio

El magnesio es un suplemento mineral que puede ayudar a reducir la inflamación en personas que padecen de bajos niveles de magnesio relacionado al estrés. Las estadísticas sugieren que aproximadamente el 70% de los estadounidenses tienen niveles deficientes de este mineral, lo que es sorprendente ya que está disponible en varios alimentos, como verduras de hoja verde oscura, almendras, aguacate y muchas legumbres.

Salmón

El salmón es rico en antiinflamatorios omega-3. Es mejor comer salmón salvaje que el salmón de tipo cultivado. Lo ideal es tratar de incluir pescado azul en tu dieta dos veces por semana, y si eres amante del pescado, prueba con un suplemento de aceite de pescado de alta calidad.

Cúrcuma/Curcumina

La cúrcuma es la especia amarilla que le da color al curry, y la curcumina es el ingrediente activo en la cúrcuma. Esta se puede comprar como un suplemento. Los dos términos a menudo se usan indistintamente, pero la curcumina es el ingrediente clave que ofrece potentes efectos antiinflamatorios. Es un antioxidante fuerte y como especia en polvo, la cúrcuma se puede agregar a las sopas y al curry, y la curcumina se puede tomar en forma de suplemento.

Vitamina B

Las personas con niveles bajos de vitamina B6 tienden a tener altos niveles de proteína C-reactiva que, como se mencionó en el capítulo 2, es una manera de medir la inflamación en el cuerpo. Las vitaminas B, incluida la B6, se pueden encontrar en vegetales como el brócoli, los pimientos, la coliflor, la col rizada y los champiñones. También está disponible en carnes como el pollo, el bacalao, el pavo y el atún.

El folato (B-9 en su forma natural) y el ácido fólico (una forma sintética de B-9) es otra vitamina B vinculada a la reducción de la inflamación. Un breve estudio italiano sostiene que incluso dosis bajas, diarias y a corto plazo de suplementos de ácido fólico pueden disminuir la inflamación en personas con sobrepeso. El folato se encuentra en alimentos como los espárragos, los guisantes de ojo negro, las verduras de hoja verde oscuro y los frijoles de lima.

Vitamina D

Las estimaciones sugieren que dos tercios de las personas que viven en los EE. UU. tienen niveles deficientes de vitamina D. Esta es otra vitamina que ayuda a reducir la inflamación, y obtener cantidades insuficientes está relacionado con una variedad de afecciones inflamatorias. Esta vitamina es única ya que la obtenemos de forma natural cuando pasamos tiempo bajo el sol. El espectro de radiación esencial es el ultravioleta B (UVB). También está disponible como un suplemento y en alimentos como las yemas de huevo, el pescado y las vísceras, así como en los alimentos que se complementan con estos. Al elegir un suplemento de vitamina D, busca la vitamina D3, que es la forma de la vitamina más biodisponible. La cantidad ideal para la suplementación es de 5000 UI por día, y muchas de estas píldoras cuestan menos de $7 por un suministro de 3 meses.

Vitamina E

Siendo otro potente antioxidante, esta vitamina puede ayudar a disminuir la inflamación. Está disponible como un suplemento de calidad o se puede encontrar naturalmente en las nueces y las semillas, y verduras como el aguacate y la espinaca.

Vitamina K

Hay dos tipos de vitamina K: K1 y K2. La vitamina K1 se encuentra en las verduras de hoja verde, el repollo y la coliflor. La vitamina K2 está disponible en los huevos y el hígado. Esta vitamina ayuda a reducir los marcadores inflamatorios y puede ayudar a combatir la osteoporosis y la enfermedad cardíaca.

Capítulo 6: Cómo Extraer la Mayor Cantidad de Nutrientes de tu Comida al Cocinar

Durante décadas, los expertos en alimentos crudos han advertido que cocinar los alimentos no solo mata sus vitaminas y minerales, sino que también desnaturaliza las enzimas que nos ayudan a digerir los alimentos que consumimos. Hemos escuchado esto por mucho tiempo, muchos de nosotros lo hemos aceptado como un hecho, pero la verdad es que las verduras crudas no siempre son más saludables, y en algunos casos, la cocción es realmente importante si queremos obtener el mayor beneficio nutricional de los alimentos que consumimos. Cocinar los alimentos puede ayudarnos a digerir sin gastar grandes cantidades de energía y hace que los alimentos como la fibra de celulosa y la carne cruda sean más suaves y más fáciles de manejar para nuestros sistemas digestivos.

Resulta que verduras como espárragos, repollos, zanahorias, pimientos, champiñones, espinacas y muchas otras, en realidad le proporcionan al cuerpo más antioxidantes, como carotenoides y ácido ferúlico, cuando son hervidos o cocinados al vapor en lugar de ser consumidos crudos. Un informe de enero del 2008 en la Revista de Agricultura y Química de los Alimentos (Journal of Agriculture and Food Chemistry) informó que al cocinar verduras "hervir y cocinar al vapor conserva antioxidantes mejor que freír".

Este fue principalmente el caso del carotenoide presente en el brócoli, las zanahorias y el calabacín. Y antes de encoger de hombros y decir: "Cualquier método de cocción es mejor que freír", es importante tener en cuenta que los investigadores realmente examinaron el efecto de varios métodos de cocción en compuestos como los carotenoides, los polifenoles y el ácido ascórbico y determinaron que hervir era la mejor manera de extraer estos nutrientes para el consumo.

En el mismo año, un estudio publicado en The British Journal of Nutrition respaldó este reclamo de los beneficios de cocinar los alimentos. Este estudio consistió en un grupo de 198 participantes y descubrió que aquellos que se adhirieron a una dieta inflexible de alimentos crudos mostraron cantidades normales de vitamina A y niveles comparativamente elevados de betacaroteno. Sin embargo, tenían bajos niveles del antioxidante licopeno, un carotenoide con propiedades antiinflamatorias. Recuerda, estos son los hallazgos sobre una dieta de alimentos crudos. Por el contrario, otro estudio publicado en la Revista de Agricultura y Química de los Alimentos (Journal of Agriculture and Food Chemistry) encontró que la cocción aumenta la cantidad de licopeno en los tomates. "El nivel de un tipo de licopeno, cis-licopeno, aumentó en 35% después de cocinarse durante 30 minutos a 190,4 grados Fahrenheit." Las conclusiones extraídas sugieren que el calor hace que las paredes celulares gruesas de la planta se descompongan, lo que ayuda a la absorción de nutrientes que estaban ligados a esas paredes celulares.

Entonces, ahora que sabemos que la cocción mejora algunos alimentos, pero que no todo es mejor cocinado, quedamos con la pregunta: "¿Qué debo cocinar y qué debo comer crudo en la dieta antiinflamatoria?". El hecho es que cada alimento es un poco diferente. La mentalidad de los expertos en alimentos crudos sostiene que muchos alimentos con alto contenido de antioxidantes son sensibles a la cocción porque los fitonutrientes no se sostienen bien a altas temperaturas y cuando alcanza el "punto lábil al calor" produce un cambio que hace que los alimentos pierdan enzimas que son beneficiosas para nosotros. Pero esto es solo la mitad de la historia. La verdad es que si deberías comer un vegetal cocinado o crudo para obtener el mayor beneficio nutricional depende de la verdura y la forma en que la cocines.

Los peligros ocultos de cocinar en el microondas

Antes de adentrarnos más en el tema, seamos claros: freír no ofrece ningún beneficio, y cocinar en el microondas puede provocar una respuesta inflamatoria. Esto se debe a que el microondas produce un cambio en la estructura química de los alimentos. De hecho, altera por completo la estructura de las proteínas en los alimentos, por lo que el cuerpo ni siquiera lo reconoce como un alimento, sino que lo ve como una toxina externa que amerita una respuesta inflamatoria.

La cocción en el microondas también es perjudicial para el beneficio nutritivo de los alimentos y conduce a una pérdida de hasta el 90% del valor nutricional. Convierte verduras sabrosas y orgánicas en alimentos nutricionalmente "muertos" que pueden provocar enfermedades ya que el microondas transforma los alcaloides de las plantas en carcinógenos. Toma el ajo, por ejemplo. Es un alimento curativo poderoso cuando se come crudo y es de gran beneficio para la salud digestiva, la inmunidad celular, la salud del corazón y mucho más, pero cuando se coloca en el microondas durante solo 60 segundos, el componente activo, la alinasa, se vuelve inactivo. Entonces, el componente que se sabe que ayuda a proteger contra el cáncer ya no es de ningún beneficio.

Los mismos tipos de cambios también ocurren cuando se cocinan los cereales y la leche en el microondas. En estos casos, los aminoácidos se convierten en sustancias cancerígenas. Cuando se trata de carnes preparadas, el microondas da como resultado el desarrollo de agentes cancerígenos. Y si usas el microondas para descongelar las frutas congeladas, la molécula de azúcar se descompone en sustancias cancerígenas.

Una preocupación adicional se trata de las toxinas cancerígenas que pueden filtrarse de los envases, las tapas o las envolturas de plástico que se usan en el microondas. Uno de los contaminantes más desagradables es el BPA, que puede causar caos con nuestros niveles hormonales naturales. A menudo, los BPA pueden sobreestimular la producción de estrógenos que pueden provocar cánceres estrogénicos. Así que, la próxima vez que pienses en meter tu comida en el microondas, recuerda que el calentamiento en microondas produce un daño molecular que no solo elimina los beneficios nutricionales, sino que a su paso deja sustancias cancerígenas. Entonces, si bien puede parecer conveniente calentar tus alimentos rápidamente, el microondas no vale la pérdida nutricional ni el riesgo para tu salud.

Lo ideal es cocinar con calor ligero o al vapor ya que descompone los alimentos y hace que se liberen nutrientes más fáciles de absorber. En algunos casos, como hemos visto, incluso puede aumentar el contenido de nutrientes disponible. Otro beneficio relacionado con la forma de cocción es que también puede transformar ciertos productos químicos de ser potencialmente dañinos a inofensivos. Pero, depende de la verdura a tratar y el método de cocción.

Con todo esto en mente, la siguiente lista de vegetales enumera los que son mejor que comas cocinados.

Espárragos:

La mejor manera de cocinar el espárrago es al vapor o escaldarlo u hornearlo en un guisado. El proceso descompone estas lanzas fibrosas haciéndolas más fáciles de digerir y permitiendo una absorción más fácil de nutrientes, incluyendo las vitaminas A, B, C, E y K.

Brócoli:

Encontrar la mejor manera de cocinar el brócoli es un poco más complicado. Aquellos que sufren de hipotiroidismo no deben comer brócoli crudo porque contiene un elemento que afecta la tiroides. Cocinarlo al vapor te permite conservar los nutrientes mientras filtra parte de este elemento. Además, para conservar una cantidad saludable de los elementos beneficiosos del brócoli, ayuda si lo cortas antes de cocinarlo al vapor. Evita el microondas o cocinarlo hervido.

Zanahorias:

Las zanahorias se cocinan mejor tostándolas o asándolas. Como reveló el estudio que mencionamos anteriormente, cocinar las zanahorias puede aumentar significativamente la biodisponibilidad del betacaroteno, el cual se convierte en vitamina A en el cuerpo. Cuando comes zanahorias crudas, estas no se absorben tan bien.

Pimientos Rojos:

Al preparar pimientos rojos, tostarlos es lo más ventajoso. Estas verduras son una fuente extraordinaria de carotenoides. Y, al igual que las zanahorias, la cocción puede mejorar la biodisponibilidad de estos carotenoides. Sin embargo, no los cocines en exceso, ya que esto puede destruir ciertos antioxidantes sensibles al calor.

Espinacas:

Las hojas verde oscuro de la espinaca son una opción popular en la ensalada, pero resulta que esta es otra verdura que es mejor comerla cocinada. Nutricionalmente, lo mejor es cocinarla al vapor. Debido a que se marchita cuando se cuece al vapor, una taza de espinaca cocinada al vapor en realidad contiene más espinacas y nutrientes que una taza de espinaca cruda. Pero hay otro beneficio de su cocción relacionado con el ácido oxálico que se encuentra en las espinacas. El ácido oxálico dificulta la absorción de ciertos minerales, incluidos el calcio y el hierro, e incluso puede desarrollar cálculos renales. Pero cocinar la espinaca reduce su contenido de ácido oxálico en un 5-53%, y si la hierves, el porcentaje perdido se eleva al 30-37%. Sin embargo, la cocción al vapor es mejor a menos que seas propenso a los cálculos renales, porque el hervor hace que el ácido fólico se filtre de las hojas de espinaca. La espinaca también es recomendable si tienes antecedentes de enfermedad cardíaca en la familia.

Tomates:

Los tomates son una rica fuente de licopeno, el cual ofrece propiedades antiinflamatorias y antioxidantes y también se vuelve más biodisponible después de la cocción. Simplemente cocínelos con un poco de aceite de oliva o reduzca los tomates a una salsa, puré de tomate o salsa catsup para aumentar notablemente la absorción de licopeno.

Capítulo 7: Alimentos que no Hubieses Pensado que Son Buenos Para ti

No es raro que al comenzar una dieta pienses que tendrás que renunciar a todos los alimentos que te gustan, pero con la dieta antiinflamatoria, puedes sorprenderte gratamente al descubrir que hay opciones en el menú de alimentos y bebidas antiinflamatorias deliciosas que no hubieses pensado que son buenos para ti.

Chocolate Oscuro

Comencemos con el chocolate. No solo sirve como un regalo especial, ¡en realidad es bueno para ti! Al elegir chocolate con beneficios antiinflamatorios, busca chocolate que contenga al menos 70% de cacao (como mínimo). Además de estar cargado de antioxidantes que reducen la inflamación, también puede conducir a un envejecimiento más saludable porque los flavonoides que se encuentran en el chocolate oscuro modifican la producción de una citoquina proinflamatoria. Las investigaciones sugieren que comer chocolate oscuro con regularidad o incluso ocasionalmente puede producir resultados beneficiosos sobre la presión arterial, el estrés oxidativo, el daño vascular y la resistencia a la insulina.

Café

Más de la mitad de los estadounidenses toman café todos los días, pero ¿deberíamos hacerlo? Resulta que el café es en realidad la principal fuente de antioxidantes en la dieta estadounidense. Por lo tanto, está bien ansiar esa taza de café por la mañana por más de una razón, ya sea descafeinado o regular, porque contiene polifenoles y otros compuestos antiinflamatorios. Numerosos estudios respaldan este hecho, pero uno publicado en el año 2015 descubrió que "durante 30 años, las personas no fumadoras que bebían de 3 a 5 tazas de café al día tenían un 15 por ciento menos de probabilidades de morir por cualquier causa en comparación con las personas que no bebían café." Los bebedores de café mostraron tasas más bajas de muerte por enfermedad cardíaca, accidente cerebrovascular y afecciones neuronales.

Sin embargo, para algunas personas el tomar café causa un inconveniente, ya que puede producir insomnio, ansiedad, latidos cardíacos irregulares y otros efectos secundarios negativos como irritación del sistema digestivo. Si experimentas alguna desventaja al beber café, entonces es mejor evitarlo. Prueba el té en su lugar.

Té

El té verde es otra opción de bebida beneficiosa para el cuerpo. De los muchos tés verdes disponibles, el té Matcha es el más rico en nutrientes. Ofrece hasta 17 veces más antioxidantes que los que se encuentran en los arándanos silvestres, y siete veces más que en el chocolate oscuro. Sin embargo, lo que puede llegar a sorprenderte es que el té verde, blanco y negro todos cuentan con potentes beneficios antiinflamatorios. Entonces, si no eres fanático del té verde, puedes tomar el té que prefieras y obtener los potentes beneficios antiinflamatorios de los polifenoles de catequina.

Ajo y Cebolla

El ajo y las cebollas aportan mucho sabor al paladar antiinflamatorio. El ajo tiene una larga historia como un remedio casero popular para los resfriados y otras enfermedades. Proporciona compuestos de azufre que estimulan al sistema inmune a combatir las enfermedades. Se ha demostrado que el ajo funciona de la misma manera que los medicamentos antiinflamatorios no esteroideos sin receta como el ibuprofeno, al reducir las vías que conducen a la inflamación.

Las cebollas proporcionan compuestos antiinflamatorios comparables, uno de los cuales es el fitonutriente quercetina, el cual se descompone para crear ácido sulfénico que combate los radicales libres. Triturar y picar el ajo y la cebolla libera la enzima aliinasa, la cual ayuda a formar un nutriente llamado alicina. Al consumirlo, la alicina ayuda a formar otros compuestos que pueden protegernos contra las enfermedades.

Alimentos Fermentados

Si no tienes experiencia con los alimentos fermentados, debes saber que estos te abren a una nueva experiencia en el sabor. Kombucha es una bebida ligeramente efervescente que es fermentada. Está hecha con té negro o verde y cuenta con una gran cantidad de beneficios para la salud. Puedes comprar kombucha en la sección refrigerada del supermercado, o si eres amante del bricolaje, puedes comprar un kit o Kombucha Scoby activo y lo podrás recolectarlo por tu propia cuenta. Junto con kombucha, algunos platos o productos fermentados para probar incluyen kéfir, miso y chucrut. Estos alimentos cultivados proporcionan bacterias saludables que optimizarán tu salud intestinal y respaldarán un sistema inmunológico saludable, lo que a su vez ayuda a reducir la inflamación en el cuerpo.

En cierto modo, aprender a seguir una dieta antiinflamatoria es un viaje a medida que desaprendes comportamientos pasados y reinventas tus gustos en cuanto a lo que es realmente bueno. Mantén nueces como las almendras y los nogales a la mano como tu merienda de elección junto con una selección de frutas como fresas, arándanos, cerezas, piña y naranjas.

Las fresas en particular son excelentes si estás buscando un abdomen plano. Estas deliciosas bayas están repletas de polifenoles que, según un estudio de la Universidad de Mujeres de Texas (Texas Women's

University), reducen la formación de células grasas en el abdomen hasta un 73%.

Sí, hacer cambios para evitar la inflamación requiere de algo de trabajo y un cambio de pensamiento, y en algunos casos un cambio en tus preferencias gustativas, pero cuando te das cuenta de que puedes disfrutar de los alimentos que realmente te gustan, que realmente sanan tu cuerpo, mejoran tu salud e incluso tu estado de ánimo y pueden ahorrarte dinero en medicamentos, aceptarás el cambio.

Capítulo 8: Alimentos Curativos para el Síndrome del Intestino Permeable, la Artritis, y Otras Enfermedades Asociadas

Hemos hablado sobre cómo la dieta antiinflamatoria es curativa y, en este capítulo, examinaremos más de cerca lo que eso realmente significa para las personas con síndrome del intestino permeable y artritis. Para muchos de nosotros, considerar la inflamación como una causa principal es un concepto nuevo, porque la medicina moderna tradicionalmente la trata como un síntoma. Por ejemplo, sabemos que la artritis es la inflamación de las articulaciones. La solución más común es tomar medicamentos para reducir la inflamación, pero eso solo trata el síntoma y realmente no aborda el problema real: ¿qué está causando la inflamación? Cuando los profesionales de salud discuten sobre la dieta antiinflamatoria, su objetivo normalmente es mejorar este tipo de inflamación crónica de bajo grado.

Antes de examinar la artritis más de cerca y analizar cuales alimentos antiinflamatorios específicamente ayudan a combatir esa condición, hablaremos de otra afección que puede ocasionarte depresión, fatiga, ansiedad, problemas de peso o síntomas digestivos. Estamos hablando del síndrome del intestino permeable, que también se identifica como un aumento en la permeabilidad intestinal. Es una condición de salud peligrosa en la que el tracto digestivo es lesionado y permite que bacterias malas, proteínas como el gluten y trozos de alimentos no digeridos pasen al torrente sanguíneo. Algunos de los primeros síntomas del intestino permeable pueden incluir afecciones de la piel como el acné y el eccema, alergias alimentarias y problemas digestivos, como hinchazón, gases y síndrome del intestino irritable (SII). Con el tiempo, el intestino permeable causa inflamación sistémica y una reacción inmune. Se ha asociado con enfermedades y afecciones crónicas como asma, autismo, síndrome de fatiga crónica, depresión, diabetes, insuficiencia cardíaca, SII, infertilidad, enfermedad renal, lupus, esclerosis múltiple, narcolepsia, psoriasis, artritis reumatoide, entre otras.

La mayoría de las personas no comprenden del todo el papel que juegan nuestros intestinos en nuestra salud en general. El intestino delgado absorbe la mayoría de las vitaminas y minerales de los alimentos que consumimos. Para que se produzca esta absorción, el intestino delgado está equipado con pequeños poros que permiten que los nutrientes se transfieran al torrente sanguíneo. El torrente sanguíneo funciona como un conducto que transporta y deposita estos nutrientes en todo el cuerpo. Debido a que el intestino tiene estos pequeños poros, la pared del intestino se clasifica como semipermeable porque permite que cosas específicas como nutrientes y otras moléculas beneficiosas ingresen al torrente sanguíneo mientras bloquea cosas como toxinas y partículas de alimentos no digeridos.

Un intestino delgado no saludable que sufre del síndrome del intestino permeable ya no funciona correctamente porque los poros se ensanchan y permiten que cosas dañinas pasen al torrente sanguíneo y sean transportadas por todo el cuerpo. A menudo, el cuerpo comienza a reconocer ciertos alimentos como tóxicos, lo que resulta en una reacción inmune cada vez que consumes ese alimento en particular. Si el problema continúa sin ponerle freno, el síndrome del intestino permeable puede transformarse en una enfermedad autoinmune. Para reparar este aumento en la permeabilidad intestinal se deben realizar cambios de dieta específicos.

Alimentos que Ayudan a la Curación del Intestino Permeable

Los alimentos que ayudan a la curación del intestino permeable son fáciles de digerir y pueden ayudar a curar el revestimiento del intestino:

Caldo de hueso: Este caldo proporciona aminoácidos y minerales importantes que pueden ayudar a sanar el intestino permeable y mejorar los déficits minerales. Mejor si la prepares en casa desde cero.

Alimentos ricos en probióticos: Los productos lácteos cultivados y crudos como el yogur, el kéfir y el amasai pueden ayudar a sanar el intestino eliminando las bacterias dañinas.

Grasas saludables: Consume grasas saludables que se encuentran en alimentos como aguacates, yemas de huevo, aceite de coco, salmón y ghee, en cantidades moderadas. Estas grasas promueven la curación y son gentiles con el intestino.

Verduras fermentadas: Alimentos como el chucrut, el kimchi, el kéfir de coco o el kvas contienen probióticos vitales para reparar el intestino permeable, ya que promocionan el equilibrio del pH en el estómago y el intestino delgado.

Verduras al vapor: Las verduras al vapor sin almidón son fáciles de digerir y forman una parte crucial de la dieta para el intestino permeable.

Frutas: La fruta debe comerse con moderación; 1-2 porciones por día. Es mejor comerla por la mañana.

Alimentos que Ayudan a la Curación de la Artritis

Cuando el cuerpo sufre de inflamación, los niveles de proteína C reactiva (PCR) aumentan, por lo que si está presente, esto es un indicador claro de inflamación. Los médicos pueden ordenar una prueba para verificar los niveles de PCR. Según estudios publicados en Investigación de Nutrición Molecular y de Alimentos (Molecular Nutrition & Food Research) y en la Revista de Nutrición (Journal of Nutrition), los cereales integrales como el arroz integral, el bulgur, la quinua y otros se han relacionado con niveles reducidos de PCR. Otro estudio en la Revista de Nutrición descubrió que las personas que comían cantidades más pequeñas de cereales integrales esencialmente experimentaban marcadores de inflamación más altos. Según la Fundación de Artritis, la fibra disponible en los cereales integrales como la avena puede ayudar a resolver procesos inflamatorios al facilitar la pérdida de peso y al nutrir valiosas bacterias intestinales relacionadas con niveles más bajos de inflamación, lo cual también ayuda a calmar el SII. Lo que consumimos puede hacer una diferencia en la inflamación asociada con la artritis.

Tipos de Alimentos Antiinflamatorios que Ayudan a la Curación de la Artritis

Alimentos Ricos en Omega-3: El pescado silvestre, incluido el salmón, es tu mejor opción para las grasas omega-3. Otros alimentos para incluir en tu dieta incluyen semillas de chía, semillas de lino, carne de res alimentada con pasto y nogales.

Alimentos Ricos en Azufre: El azufre activa los antioxidantes y puede ayudar a reparar las articulaciones. Los alimentos ricos en azufre incluyen brócoli, coles de Bruselas, repollo, coliflor, cebolleta, col rizada, ajo, cebolla, carne de res alimentada con pasto, puerros, huevos orgánicos, rábanos, lácteos crudos, berros y pescado silvestre.

Caldo de Hueso: El caldo de hueso también se ganó un puesto en la lista para la dieta de artritis debido a sus notables propiedades curativas. Según los investigadores de nutrición de la fundación Weston A. Price, el caldo de hueso contiene sulfatos de condroitina y glucosamina, que son los mismos compuestos disponibles en los costosos suplementos diseñados para disminuir el dolor y la inflamación de las articulaciones.

Frutas y Verduras: Como todas las dietas antiinflamatorias, las frutas y verduras son un componente importante. Proporcionan enzimas digestivas y compuestos antiinflamatorios. Cuando se trata de la artritis, dos de los mejores alimentos que debes incluir en tu dieta son la papaya, que contiene papaína, y la piña, que contiene bromelina, la cual se ha demostrado mediante estudios que puede ayudar a disminuir la inflamación causante de enfermedades en condiciones como la artritis reumatoide.

Capítulo 9: Hierbas Antiinflamatorias

La inflamación crónica es una condición a largo plazo. Es el resultado de no eliminar lo que está causando la inflamación aguda original y puede perdurar meses o incluso años. Cuando las personas sufren de inflamación, a menudo resulta en dolor debido a las progresiones bioquímicas que se producen durante la inflamación que conducen a la hinchazón que, a su vez, presiona contra terminaciones nerviosas sensibles. Esto influye en cómo se comportan los nervios y puede realzar el dolor. Como resultado, el tipo de dolor varía de una persona a otra y puede presentarse en forma de rigidez, incomodidad e incluso agonía, pero lo que todos los afectados tienen en común es que el dolor es constante. Podría describirse como palpitaciones constantes, puñaladas o pellizcos. Los síntomas de la inflamación crónica se presentan de varias maneras, incluyendo dolor abdominal, dolor de pecho, fatiga, fiebre, dolor en las articulaciones, llagas en la boca, erupciones, debilidad muscular y algunas veces dolor muscular.

Debido a los efectos secundarios asociados a los analgésicos tradicionales, muchas personas están empezando a recurrir a métodos herbales más naturales para la curación y el control del dolor. Hemos mencionado unas pocas hierbas y suplementos herbales en capítulos anteriores, pero aquí dedicaremos todo el capítulo a las hierbas antiinflamatorias. Sin embargo, antes de incluir suplementos herbales en tu régimen de salud, es mejor que hables con tu médico o farmacéutico sobre cualquier posible interacción que estos pueden tener con los medicamentos recetados o de venta libre que estés tomando.

Pimienta de cayena:

Los beneficios para la salud de la cayena y de otros chiles picantes se han reconocido desde la antigüedad.

Unos compuestos naturales llamados capsaicinoides se encuentran en la cayena y en todos los chiles. Es lo que les da su sabor y sus propiedades antiinflamatorias.

Pimienta negra:

El sabor fuerte de la pimienta negra la convierte en una de las especias más populares del mundo, pero la piperina es el compuesto que le da a la pimienta negra ese sabor que tantos adoran y también el que previene la inflamación y la hace eficaz en la reducción de los síntomas de la artritis.

Canela:

La canela es una especia común pero popular que se usa a menudo para agregarle sabor a los dulces horneados, pero algunos estudios han demostrado que ofrece mucho más que un buen sabor. Esta especia es rica en antioxidantes, ayuda al cuerpo a combatir las infecciones y tiene propiedades antiinflamatorias que pueden aliviar la hinchazón y reparar el daño tisular. Espolvoréala sobre tu café o té para darle un toque de sabor, y esta es solo una manera de disfrutar de sus beneficios curativos.

Clavos:

Los clavos son una especia picante conocida por sus propiedades antiinflamatorias. Investigadores de la Universidad de Florida realizaron un estudio en el que los participantes consumieron clavos de olor a diario y descubrieron que en solo siete días redujo significativamente una citoquina proinflamatoria específica. Debido a su sabor fuerte, los clavos se combinan bien con la nuez moscada y la canela para agregarle un toque sabroso a los guisos y a las carnes. También es una adición popular a la cocina india.

Garra del Diablo:

Esta hierba es originaria de Sudáfrica y ha sido un remedio usado durante siglos por médicos tradicionales y curanderos africanos y europeos para tratar problemas digestivos, aliviar el dolor, reducir la fiebre y tratar algunos síntomas del embarazo. También se conoce con el nombre de harpagófito, o planta de garfios y es una opción popular cuando se combina con la bromelina para las personas que sufren de artritis y otros tipos de dolor en las articulaciones o la espalda. En forma de suplemento, la garra del diablo se deriva de las raíces secas de la planta. Los estudios han demostrado que puede tener propiedades antiinflamatorias.

Ajo:

Hablamos sobre el ajo como suplemento en el capítulo 5, pero el ajo en su forma natural se ha usado durante cientos de años para tratar problemas como el estreñimiento, la congestión nasal, la indigestión, los cólicos y otros problemas digestivos, así como el dolor de la artritis reumatoide. Cuando se toma por vía oral, se dice que el ajo es beneficioso para ayudar con el dolor y la artritis. Los dientes de ajo se pueden comer crudos o cocidos, o se pueden comprar como un suplemento en forma de polvo en cápsulas o tabletas. También está disponible en extractos y aceites líquidos.

Romero:

Las hojas de romero se usan a menudo para cocinar, pero esta hierba es mucho más que una planta aromática. Proporciona una amplia gama de posibles beneficios para la salud. Es rica en antioxidantes y compuestos antiinflamatorios que se cree que ayudan a impulsar el sistema inmune.

Salvia:

El uso medicinal de la salvia data de hace mucho tiempo. En el pasado, se ha usado para tratar dolencias que van desde trastornos mentales hasta molestias intestinales y digestivas. En años más recientes, algunos estudios muestran que los beneficios para la salud proporcionados por la salvia se han multiplicado desde entonces. Ahora parece contar con una variedad de compuestos antiinflamatorios y antioxidantes y ciertos estudios han reforzado algunas de sus aplicaciones médicas. Junto con su uso en la cocina, se usa comúnmente para hacer té de salvia como una forma de disfrutar de sus numerosos beneficios.

Espirulina:

La espirulina es una alga azul verdosa y se considera un superalimento. Es una rica fuente de vitamina B12, llena de antioxidantes, y aproximadamente 62% de su contenido es de aminoácidos. Investigaciones han establecido que la espirulina previene la producción y liberación de histamina, la cual es una sustancia química que enciende una respuesta inflamatoria en el cuerpo. Investigaciones adicionales confirman que la espirulina puede aliviar la artritis. Sin embargo, la espirulina no es recomendable para aquellos que sufren de problemas digestivos porque es muy difícil de digerir.

Capítulo 10: **Comienza a Sentirte Mejor al Instante**

Ya que hemos cubierto cómo funciona la inflamación, los problemas de salud que rodean la inflamación crónica y los alimentos que puedes utilizar para combatirlos, en este capítulo analizaremos los beneficios asociados con una dieta más basada en vegetales junto con otros aspectos del estilo de vida necesarios para ayudarte en tu lucha para recuperar la buena salud.

La creciente evidencia muestra que la dieta y el estilo de vida pueden generar un ambiente proinflamatorio o un ambiente antiinflamatorio. Por lo tanto, si padeces de inflamación crónica, puedes comenzar a sentirte mejor de cómo te sientes en este momento al realizar cambios de estilo de vida. El primer paso es comenzar a elegir los alimentos adecuados, pero es más que eso.

Comprar los alimentos correctos no hará la diferencia si no los preparas correctamente. Por esa razón, es tan importante aprender cómo preparar los alimentos usando métodos de cocción antiinflamatorios (ver el capítulo 6). Si no lo haces, puedes deshacer los beneficios muy saludables que esperas disfrutar.

Recuerda, las selecciones de alimentos que haces a diario son la fuente de tu inflamación crónica. Para darle un buen inicio a tu dieta antiinflamatoria, adopta una dieta más basada en plantas, ya que cuando de combatir la inflamación crónica se trata, uno de los mayores beneficios de consumir una dieta basada en plantas es su capacidad para reducir los niveles de inflamación crónica. De hecho, se sugiere que la inflamación podría ser la mayor razón por la cual se ha demostrado que las dietas a base de plantas promueven la salud, mientras que nuestra dieta estadounidense promueve la enfermedad. Para ser claros, "a base de plantas" no necesariamente significa "sin carne", porque estas dietas pueden permitir cantidades limitadas de pescado y carne magra. Lo que significa es una dieta rica en vegetales y frutas con alto contenido de nutrientes que pueden ayudar a prevenir la inflamación y la enfermedad. En 2014, un estudio sobre la dieta y la enfermedad inflamatoria intestinal demostró que el 33% de los participantes en el estudio optaron por no seguir la dieta antiinflamatoria propuesta. Los participantes que sí decidieron seguir la dieta antiinflamatoria experimentaron suficiente alivio como para suspender al menos uno de sus medicamentos.

Los alimentos ricos en nutrientes ofrecen altos niveles de vitaminas, minerales y/o proteínas por porción. Si deseas darle un buen inicio a tu dieta antiinflamatoria para comenzar a sentirte mejor más rápido, junto con comprar y preparar alimentos ricos en nutrientes y prepararlos adecuadamente, también es importante mantenerte hidratado, pero para mantener bajos los costos, debes beber agua del grifo en lugar de agua embotellada- a menos que no se pueda beber el agua proveniente del grifo en el área donde vives. Evita las aguas cloradas porque estás trabajando para eliminar sustancias innecesarias en tu cuerpo. Mantenerte hidratado ayuda a suprimir la inflamación celular y disminuye la inflamación en el cuerpo.

Además de ocuparte de lo que metes en tu cuerpo, también es importante que hagas ejercicio regularmente. Hacerlo puede impulsar drásticamente tu sistema inmunológico. No ser lo suficientemente activo es realmente dañino para tu cuerpo, pero ten cuidado de no exagerar. Planea 20-30 minutos de ejercicio ligero a moderado la mayoría de los días. Con la actividad física viene el daño de los radicales libres y la descomposición del tejido corporal. Esto produce una inflamación de bajo nivel en el cuerpo a medida que el mismo se cura durante el tiempo de recuperación entre los tiempos activos. Entonces el objetivo es encontrar el término medio. Ser activo, pero no hiperactivo. Moverte lo suficiente, pero también descansar lo suficiente. Si no lo haces, puede dar lugar a que la inflamación se acumule.

Mientras se da el proceso de reparación y restauración durante el sueño, el cuerpo está trabajando duro. Por esta razón, es importante descansar lo suficiente. Los médicos recomiendan dormir de 7 a 8 horas por noche. Si te falta sueño, te estás aprovechando de tu sistema inmunológico. Como resultado, tu cuerpo necesita trabajar más para tratar de mantenerte saludable. La falta de sueño conduce al estrés. El estrés constante produce más cortisol y- lo adivinaste- más inflamación. Así que mientras trabajas para comer bien, necesitas esforzarte para estar lo suficientemente activo y descansar la cantidad suficiente. Realmente es un estilo de vida.

Capítulo 11: Plan de comidas antiinflamatorias de 1 semana

A medida que te encaminas hacia un mejor estado de salud, tu nueva meta es consumir una variedad de alimentos integrales ricos en nutrientes que puedan reducir la inflamación. Tomar esta decisión no tiene por qué ser difícil, y no tiene que ser costoso. Hay muchos alimentos para elegir y cuando compras frutas y verduras en temporada, a menudo encontrarás que cuestan menos de un dólar por porción. La lista a continuación enumera ejemplos de alimentos antiinflamatorios que cuestan menos de un dólar por porción con los precios de los productos en temporada.

- Manzanas: $0.75 cada una
- Brócoli: $0.50 por 1/2 taza, $1.99 por racimo
- Huevos de gallinas no enjauladas: $0.25 por huevo, basado en $2.99 por una docena

- Salmon enlatado: $0.80 por una porción de 4 onzas, $2.50 por una lata de 14.75 onzas
- Melón: $0.50 por 1/2 taza, $3 por un melón pequeño y en temporada puedes conseguirlo en mucho menos
- Zanahorias: $0.50 cada una, $2 por libra
- Pechuga de pollo: $0.75 por una porción de 4 onzas, $2.99 por libra
- Ajo: $0.30 por cabeza
- Uvas: $0.75 por taza, $1.50 por libra
- Kiwi: $0.40 cada uno
- Mandarinas: $0.23 cada una, $3.99 por 5 libras
- Cebollas: $0.18 cada una, $0.59 por libra
- Avena integral: $0.13 por porción, $3.98 por un envase de 30 onzas. Puedes comprarla a un precio mucho más bajo si lo haces a granel.

Cuando realmente consideras cuántas porciones puedes obtener por tu dinero al comprar alimentos saludables, el costo en realidad no debería ser un impedimento.

Ejemplo de plan de comidas por una semana

Día #1

Desayuno: Huevos revueltos servidos con repollo y cebollas picadas en trozos sazonadas con semillas de comino y cúrcuma. Cocínalo al vapor hasta que el repollo esté suave pero ligeramente crujiente.

Almuerzo: Salmón a la parrilla servido en una cama de col con aceite de oliva y vinagre.

Cena: Una pechuga de pollo sazonada con hierbas frescas y un toque de limón, brócoli al vapor y una porción de arroz integral cocido al vapor.

Merienda: 1 taza de uvas congeladas.

Día #2

Desayuno: Avena (rica en fibra, baja en grasa, avena contiene avenantramidas que juegan un papel en la reducción de la inflamación). Agrega frutas como cambur rebanado o bayas frescas de color oscuro y un puñado de nogales.

Almuerzo: Sopa de lentejas con especias condimentada con canela, pimienta de cayena, comino y cúrcuma.

Cena: Hamburguesa de salmón (hecha con salmón enlatado, huevos, ajo, chalote, jengibre, harina de coco, nogales, comino, cúrcuma, sal y pimienta), ensalada mixta, cubierta con tu aderezo antiinflamatorio favorito.

Merienda: Pudín de cúrcuma y Chai Chia (receta de The Blenderist).

Día #3

Desayuno: Huevos escalfados servidos sobre frijoles refritos sin grasa cubiertos con salsa fresca y un aguacate en rodajas de acompañante.

Almuerzo: Batido de cambur y arándanos hecho con agua de coco y cambur congelado.

Cena: Pollo al curry con camote, brócoli y coliflor.

Merienda: Una taza de melón en trozos.

Día #4

Desayuno: Sabrosa avena condimentada con canela, un toque de cilantro molido, clavo molido, jengibre molido, una pizca de nuez moscada y cardamomo molido. Rocíalo con un poco de jarabe de maple real, el cual tiene una molécula con propiedades antiinflamatorias.

Almuerzo: Camote asado cortado en tiras como papas fritas y servido con salsa de aguacate para un maridaje sorprendentemente delicioso.

Cena: Salmón asado al ajillo con coliflor al vapor.

Merienda: Tiras de pimiento con guacamole.

Día #5

Desayuno: Batido de piña hecho con té verde, col rizada, piña, trozos de mango congelado, una cucharadita de jengibre fresco y una pizca de cúrcuma.

Almuerzo: Sopa de pimiento rojo y camote asados.

Cena: Bacalao al horno con topping de romero y nuez pecán y judías verdes al vapor.

Merienda: Una taza de cerezas.

Día #6

Desayuno: Frittata de espinacas y champiñones.

Almuerzo: Ensalada de frutas elaborada con tus frutas favoritas de temporada.

Cena: Pimientos, champiñones, cebollas y tomates cortados en cubitos con trozos de pechuga de pollo, sazonar con pimienta de cayena para un toque picante. Sírvelo con quinoa.

Merienda: Chocolate oscuro.

Día #7

Desayuno: aAvena sazonada con cúrcuma y muchas bayas coloridas. Un plato único pero delicioso.

Almuerzo: Sopa de miso con fideos sin gluten.

Cena: Pimientos rellenos de pavo y quinua.

Merienda: Una ración de almendras.

Conclusión

Gracias por leer *La Dieta Antiinflamatoria: ¡Haz estos cambios simples y económicos en tu dieta y comienza a sentirte mejor dentro de 24 horas!* Esperamos que haya sido informativo y capaz de proporcionarte todas las herramientas que necesitarás para lograr tus objetivos, cualesquiera que éstos sean.

Si los efectos de la inflamación crónica te están robando la alegría de vivir debido al dolor, la fatiga, el aumento de peso u otros problemas de salud, es hora de hacerte cargo de tu propia salud. Ahora que has leído este libro, estás equipado para tomar medidas hacia la curación. Has visto las estadísticas. Acepta la esperanza contenida en estas páginas y empieza a ser proactivo. Establece un objetivo de consumir menos comidas procesadas y rápidas y más platos frescos abundantes en frutas y verduras. Si realmente deseas ver una mejora, concéntrate en la salud y la curación, y eso significa pensar en cada bocado de comida que consumas para lograr tu objetivo.

No tengas miedo de renunciar a tus alimentos procesados favoritos. Puede que sepan bien, pero piensa en lo que realmente estás consumiendo. Cosas como preservativos, saborizantes artificiales y colorantes desencadenantes de la inflamación, y luego pregúntate si aún deseas comerlos. No pienses que te estas privando a ti mismo, sino piensa en ello como empoderamiento para vivir más sano y sin dolor. No tienes que ser un esclavo de alimentos que no son buenos para ti, y no tienes que ser controlado por el dolor o la mala salud.

Disfruta de un trozo de chocolate y una taza de café y siéntete libre de culpa a medida que aprendas a eliminar los alimentos desencadenantes de la inflamación de tu dieta. Encontrarás una sensación de libertad en el simple hecho de sentirte mejor. Sí, puede llevar tiempo, pero recuerda que tomó un tiempo para que la inflamación que ahora luchas se volviera crónica. Cada día vale la pena luchar para mejorar la salud, y ahora tienes el arsenal a tu alcance para adentrarte en la batalla.

Tuyo en salud,
Jason Michaels